G. BARRUÉ

VÉTÉRINAIRE EN 1ᵉʳ DU 20ᵉ CHASSEURS

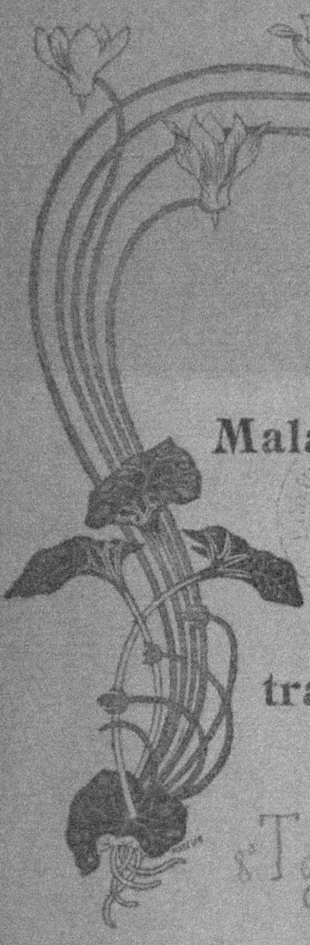

# Maladies Contagieuses

# des Animaux

# transmissibles à l'Homme

CONFÉRENCE
faite aux Officiers
et aux Sous-Officiers
du 20ᵉ Régᵗ de Chasseurs

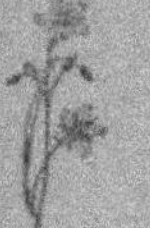

IMPRIMERIE H. CHARTIER
—— VENDOME ——

CEUX QUI LISENT,

CEUX QUI JUGENT,

SANS ACQUÉRIR, À L'AIDE DE LEURS PROPRES SENS,

UNE VUE DISTINCTE DES CHOSES,

N'ARRIVENT PAS AU SAVOIR RÉEL,

JUGENT MAL,

ET NE CONÇOIVENT QUE DES FANTÔMES.

HARVEY (1651).

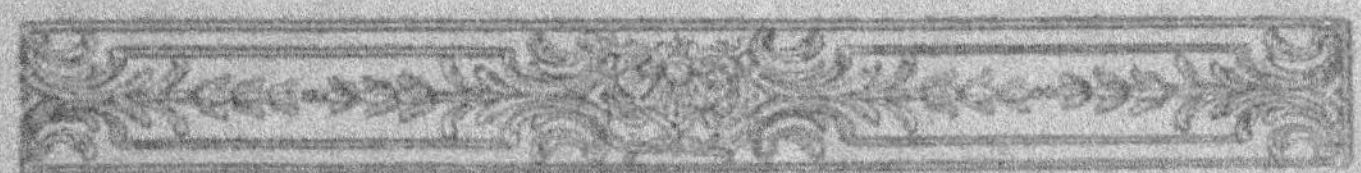

MON COLONEL,

MESSIEURS,

Les conseils que vous nous avez demandés quelquefois, les causeries que nous avons eues ensemble au sujet de la contagion possible de maladies de chevaux ou de chiens à l'homme, m'ont fait penser à vous dire quelles sont les MALADIES DES BÊTES DONT NOUS POUVONS REDOUTER LA CONTAGION POUR NOUS-MÊMES.

— **On savait autrefois,** que dans certaines conditions de rapport, soit immédiat, soit à distance, telle maladie pouvait se transmettre d'un animal malade à l'Homme, mais le nombre de ces affections paraissait être très restreint.

Ce nombre s'est singulièrement accru dès que la médecine, élargissant le cercle étroit de l'étude exclusive de l'Homme, où pendant si longtemps, elle s'est tenue renfermée, a orienté ses recherches vers la connaissance de l'Anatomie, de la Physiologie, de la Pathologie Comparées.

Ces études, servies par des méthodes d'observation plus rigoureuses et par des instruments de recherche plus puissants et plus précis, montrèrent aux chercheurs que les êtres d'une même classe zoologique possédaient des organes semblablement construits, et, qu'à l'*identité de structure* était liée une non moins grande *identité fonctionnelle*.

Enfin, les clartés de la Méthode Expérimentale ont répandu, sur l'Étiologie des maladies transmissibles, les grandes lueurs à la faveur desquelles tant d'obscurités se sont évanouies.

Cette méthode a substitué des réalités, non contestables, aux déductions tout imaginaires tirées de rapports mal saisis entre les faits observés et fait crouler les erreurs étranges et redoutables des conceptions doctrinales du passé de la Médecine, dont les bases fragiles étaient bâties sur les inductions de l'observation pure et simple. Elle est venue prouver ce que des recherches de laboratoire ou une sorte de divination avait fait entrevoir à certains esprits de génie.

— **On sait aujourd'hui**, que s'il y a des maladies qui *semblent* être particulières à l'Homme, d'autres aux Animaux, il en est aussi un grand nombre qui sont communes à l'Homme et aux Bêtes.

Chaque jour cette liste de maladies communes s'allonge d'un nom nouveau, de sorte que l'on peut se demander si telle maladie, qui paraît non transmissible, des bêtes aux gens, aujourd'hui, ne le sera pas demain !

De ce grand nombre d'affections communes, je dirai seulement celles qu'on voit le plus communément en France.

Un sujet plus complet, embrassant toutes les maladies contagieuses que les animaux domestiques, commensaux, parasites, ou sauvages, peuvent nous donner s'ils en sont atteints, ou nous transmettre s'ils en portent le germe, et, celles que nous pouvons prendre par l'absorption, comme aliments, de parties ou de produits tirés des bêtes, — un tel sujet, dis-je — aurait demandé, pour être à peine esquissé, une très longue causerie ; et aussi bien je veux éviter de lasser votre attention, et me garder d'abuser de l'indulgence, que le peu d'habitude de la parole devant un auditoire nombreux, me fait vous demander.

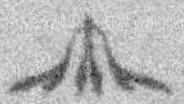

Il paraît indécent d'admettre, à priori, que l'Homme est fait comme les Bêtes et qu'il peut avoir les mêmes maladies, car nos esprits gardent parfois si longtemps les imprégnations ancestrales de cette idée doctrinale que les organes de l'homme ont été spécialement créés pour lui seul, qu'il faut, quelquefois, nous faire en quelque sorte violence pour admettre des clartés nouvelles.

Aussi je crois utile de dégager, tout d'abord, notre esprit de cette idée que nos divers appareils organiques nous sont spéciaux, et de détruire la légende suivant laquelle notre supériorité intellectuelle imprime à nos maladies un caractère propre qui les différencie essentiellement de celles de ces maladies dont les animaux peuvent être atteints.

Comme le dit Gœthe :

« *La nature est un grand artiste.*

« *Les êtres sont constitués par des matériaux organiques sem-*
« *blables. Ils sont doués de propriétés animales qui leur sont propres*
« *suivant l'arrangement et la disposition de ces matériaux. — Cet*
« *arrangement détermine les Variétés, c'est-à-dire les Formes.*

« *De même, dans les monuments que nous construisons, les*
« *matériaux se ressemblent par leurs propriétés physiques et cepen-*
« *dant leur arrangement différent peut donner naissance à un Palais*
« *ou à une Chaumière.* »

En effet, si à la diversité des formes, correspondent des dispositions anatomiques qui sont commandées par elles, au fond, un muscle est un muscle ; un cartilage est un cartilage ; un os est un os ; dans quelque espèce qu'on les considère.

Les cellules qui composent respectivement ces tissus sont identiques et fonctionnent dans chacun de la même manière, soit qu'ils se trouvent dans les conditions normales, soit qu'ils aient subi l'action d'une cause qui a modifié leur action nutritive.

C'est ainsi que si l'on donne à un spécialiste de l'étude des tissus organiques, un fragment, une parcelle d'un organe quelconque, quelques millimètres cubes de foie, de rein, d'os, de cerveau, il reconnaîtra bien au microscope, du foie, du rein, du tissu osseux, du cerveau ; mais il ne pourra pas définir, *sûrement*, l'espèce animale d'où proviennent ces tissus, ou s'ils ont été prélevés sur les organes de l'Homme.

Il est donc naturel de penser que des cellules, des tissus, des organes *semblablement construits* doivent avoir pour rôle des *fonctions identiques*.

Les faits donnent raison à cette hypothèse :

Prenons, comme exemple, le fonctionnement du cœur qui tient sous sa dépendance tout le système organique. S'il marque un arrêt, le sang ne sera plus distribué aux organes qu'il nourrit et qu'il excite ; les éléments du cerveau seront soustraits aux conditions de nutrition, de température, d'humidité, qui leur sont nécessaires pour jouer leur rôle ; une syncope en résultera chez l'être où cet arrêt du cœur se sera produit, que ce soit un cheval, un lapin, un homme, un hamster, un rossignol, un chameau,....

De même une même lésion de tel centre cérébral se traduira chez l'Homme ou chez les Animaux, par un même trouble fonctionnel : soit, la paralysie plus ou moins complète de tel ou de tel organe dont la localisation cérébrale est nettement déterminée.

Je pourrais multiplier ces deux exemples pour vous convaincre de la merveilleuse et Divine Unité du plan de la Nature.

— Unité, Divine harmonie, à la découverte de laquelle toutes les Sciences, s'enchevêtrant, s'appuyant, se contrôlant, les unes les autres, apportent comme pour l'assemblage d'un puzzle gigantesque et compliqué, le résultat de leurs patientes recherches ;

— Unité des Lois mathématiques faisant découvrir à Leverrier par l'harmonie des Lois de la Mécanique, une nouvelle planète ;

— Unité des Lois Chimiques mettant Pasteur sur le chemin de secrets de la Biologie, par l'harmonie qui préside aux cristallisations ;

. . . . . . . . . . . . . . . . . . . .

— Unité, harmonie, à laquelle n'échappe pas la Médecine générale qui est UNE, dans ses Principes, dans ses Lois, dans ses Applications.....

Et puisqu'il n'y a qu'une Anatomie générale, une Physiologie, il n'y a pas deux pathologies, deux médecines ; celle de l'Homme et celle des Bêtes.

Maintenant que nous savons l'identité organique et fonctionnelle
de tous les êtres d'une même classe zoologique, nous serons moins surpris
si nous apprenons que l'Homme peut être

Tuberculeux, comme peut l'être... un bœuf, et pour la même cause ;
Morveux, comme peut l'être... un baudet, et pour la même cause ;
Pesteux, comme peut l'être... un rat, et pour la même cause ;
Teigneux, comme peut l'être... un chameau, et pour la même cause ;
Enragé, comme peut l'être... un chien, et pour la même cause ;
Galeux, comme peut l'être... un chat, et pour la même cause ;
Ladre ou trichiné comme peut l'être l'animal dont nous apprécions
le jambon, et pour la même cause !...

. . . . . . . . . . . . . . . . . . . . . . . . . . . . . . . . . . . . . . . . . . . . . . . . . . .

. . . . . . . . . . . . . . . . . . . . . . . . . . . . . . . . . . . . . . . . . . . . . . . . . . .

————————

Comme déduction des faits que j'ai dits tout à l'heure :

**Identité d'organes, identité de leurs fonctions**, nous serons portés à attribuer *une même cause aux mêmes troubles* de ces organes et de ces fonctions.

Cette cause, quelle est-elle ?

Pour les Anciens, la Contagion était due à une matière subtile (Aura Subtilis, Aura Contagionis), qui se dégageait des malades.

Cette matière subtile a pris une forme, un corps, et l'on sait, aujourd'hui, que la cause de toute maladie contagieuse est TOUJOURS un élément vivant, d'une infime petitesse qui vit dans l'organisme et à ses dépens.

Par sa présence, par les poisons qu'il secrète, ce parasite, ce microbe détermine telles ou telles manifestations de la lutte pour la vie que l'organisme mène contre lui — et les reproduit, toujours identiques à elles-mêmes, sous la diversité des formes qu'elles peuvent revêtir ! —

Des Microbes !... Mais depuis l'origine des choses, le nombre immense de ces champignons est disséminé dans la terre, dans les eaux, à la surface de tous les objets, en quantité variable cependant suivant les lieux et les saisons. Partout invisibles et présents, ils remplissent un rôle si nécessaire, que sans leur intervention la vie sur la terre n'aurait pas été possible :

Dans une terre où on les a détruits, pas un brin d'herbe ne peut pousser !... le pain, le vin, le cidre, la bière, sont l'œuvre de microbes et, sans eux nous ne pourrions assimiler aucun aliment ! — Ils transforment l'amidon en sucre, le sucre en glycose ; ils fabriquent aussi de l'indigo ; ce sont eux qui donnent aux Vers luisants leur phosphorescence !...

Leur présence est dans tout ! De sorte que, ces infiniment petits, infiniment puissants, sont l'une des plus grandes forces qui soient dans la Nature !

De ce nombre incommensurable de germes, quelques-uns, très peu, l'exception, trouvent dans les organismes des animaux ou dans ceux de l'homme les matériaux qui leur sont nécessaires pour vivre.

Quelques-uns ne troublent pas, ou troublent peu, la vie de leur hôte ; d'autres entreprennent d'emblée avec lui une lutte sans merci ; ou bien, tapis dans quelque recoin de son organisme ils attendent, longuement patiemment, le moment propice d'une diminution de sa vitalité pour l'attaquer ».

Un de ces champignons, un de ces microbes, se voit au microscope sous la forme d'un bâtonnet tout petit, puisqu'il n'excède pas comme dimensions le 1/3 ou le 1/4 d'un globule sanguin — et cependant sa présence dans les organismes détermine une des maladies les plus redoutables. —

C'est le

# Bacille Tuberculeux

Il n'est pas d'espèces animales qui ne subissent ses atteintes.

Il se montre dans toutes les régions du Globe, et l'Infection qu'il provoque, suit, presque partout, une effrayante progression.

Les dangers de transmission de ce bacille, ou du moins des **diverses races de ce bacille**, des Animaux à l'Homme, rendent plus redoutable encore cette « Panzootie universelle ».

On ne les connaît, on ne les cultive que depuis 1882 ; mais depuis un temps immémorial, les Israélites connaissent la transmission de la maladie à l'Homme par les Animaux.

De grandes batailles scientifiques se sont livrées, et se livrent encore, au sujet de la prédominence de la contagion par inhalation ou par ingestion.

Il résulte des travaux des Congrès de la Tuberculose qui se sont tenus à Paris, à Vienne,... « *qu'on n'inhale pas la Tuberculose ; on la mange* »... Et, en France, on la mange beaucoup puisque la dernière statistique du Ministère de l'Agriculture accuse (pour l'espèce bovine seulement), plus de trois millions de bêtes tuberculeuses sur un ensemble de quinze millions de bovins.

Voici le processus de la maladie :

Les matières virulentes déglutées, les bacilles tuberculeux croissent en nombre par scission de chaque bâtonnet et cheminent par les lymphatiques jusqu'aux vaisseaux sanguins.

Le torrent circulatoire les entraîne alors dans le cœur droit qui les lance dans les capillaires du poumon. Ces vaisseaux sont si ténus que les bacilles se heurtent à leurs parois — Et, comme ces corps bacillaires sont imprégnés d'une sorte de substance irritante (qui adhère si fortement à leur surface que leur mort ne peut l'en séparer), ils déterminent une irritation, une inflammation locale qui se traduit par une sorte de tumeur, de tubercule, d'où le nom de *Tuberculose* donné à la maladie.

Si les bacilles ne sont pas arrêtés à leur passage dans les poumons, le torrent circulatoire les charrie dans le cœur gauche qui les lance, les porte avec lui dans toutes les parties du corps.

Ils pénètrent dans les capillaires de tous les organes qui en arrêtent quelques-uns au passage et les *emprisonnent* dans des productions inflammatoires : des tubercules.

C'est ce qui explique pourquoi la maladie débute, en général par *l'envahissement des organes les plus vasculaires*.

L'arrêt des bacilles se produisant dans n'importe quel organe ou tissu, toutes les parties du corps envahies, toutes les sécrétions d'un viscère atteint, peuvent renfermer le germe de la maladie.

Au point de vue de la contamination, un produit n'est dangereux que s'il renferme beaucoup de bacilles et s'il est ingéré en grande quantité ; or la viande, peu vasculaire, renferme rarement des bacilles tuberculeux ; ou bien, elle n'en contient, généralement, qu'un petit nombre. L'ingestion de viande tuberculeuse est donc *relativement* peu dangereuse.

Cependant chez le Porc, la maladie a une grande tendance à se généraliser : d'où le grand danger que la chair de cet animal, consommée crue, ou insuffisamment cuite, peut faire courir à l'Homme.

Le lait provenant d'une mamelle tuberculeuse est très dangereux dans les premières semaines qui suivent la naissance d'un enfant. Moins souvent il infecte l'adulte.

Le grand danger que les Animaux tuberculeux font courir à l'Homme ne vient donc pas de la consommation de leur chair ou de leur lait ; il réside dans l'atmosphère de fines gouttelettes de salive, ou de mucus bronchique bacillifères que les Bêtes phtisiques entretiennent autour d'elles. Ces gouttelettes, dont les dimensions sont de 30 millièmes de millimètres en moyenne, peuvent rester en suspension dans l'air calme pendant plus de cinq heures.

L'observation démontre que sur cent animaux d'expériences, placés dans le même local qu'un phtisique, le tiers devient tuberculeux.

Les poussières provenant de crachats desséchés, pénétrant dans les poumons, peuvent s'y développer, mais ce mode de contagion, *pour si certain qu'il soit*, donne un pourcentage moindre de contagion que l'ingestion.

Le mode de contagion par inoculation à la peau est exceptionnel ; il est rarement grave ; demeure purement local ; ne déterminant qu'un tubercule anatomique : un lupus, un ulcère.

Je dis seulement, pour mémoire, les quelques cas de contagion par succion du prépuce pratiquée par des rabbins tuberculeux après la circoncision — et ceux, plus rares encore, constatés à la suite de tatouages de la peau. Ce sont là, d'ailleurs, faits de contagion de l'homme à l'homme ; ils n'entrent pas dans le sujet de cette causerie.

La *Résistance du bacille de la Tuberculose* aux agents de destruction est très grande. Cette résistance, il la doit à une épaisse couche de cire dont il est recouvert ; enduit qui le rend difficilement pénétrable et le protège contre la mort.

C'est ainsi que dans le lait (dont la proportion de contagieux est actuellement à Paris de 1,5 à 4 0/0), il conserve sa virulence à travers toutes les préparations qu'on lui fait subir.

Ce bacille vit dix jours dans le lait caillé ; seize jours dans le petit lait ; trente-cinq jours dans le fromage d'Emmenthal ; onze mois dans certains autres fromages ; cent vingt jours dans le beurre, dont la proportion de contaminés est de 32 0/0.....

La margarine, elle-même, qui nécessite pour sa préparation une température de + 87° C. peut contenir des bacilles actifs.

La salaison ne détruit pas la virulence de la viande en plusieurs mois ; non plus que la putréfaction ; le séjour dans les eaux stagnantes ; la dessication...

Les cultures de la tuberculose des Poissons se sont conservées vivantes pendant 5 ans ; cependant qu'un millionième de cyanure d'or ajouté à une culture tue promptement tous les germes.

La virulence du lait n'est détruite qu'après une ébullition prolongée. A ce propos je dirai qu'il est facile de reconnaître si un lait a été chauffé au-dessus de + 84° C. Dans ce cas, une goutte d'eau oxygénée et deux gouttes de paraphenylendiamine mélangées au lait lui donnent une coloration bleue. Il reste blanc s'il n'a pas été chauffé à cette température.

On a considéré les Poissons comme les hôtes où des bacilles tuberculeux, non encore capables de donner la maladie aux vertébrés, acquerraient une virulence suffisante pour contaminer les tortues. L'organisme de celles-ci servirait ensuite d'intermédiaire entre la tuberculose pisciaire et celle des vertébrés à sang chaud.

C'est là une conception philosophique certainement très séduisante à laquelle, toutefois, manque, jusqu'à présent, la preuve expérimentale.

Quand à la tuberculose aviaire, très répandue également (l'oie, le canard, y sont cependant très réfractaires), elle constitue un grand danger pour l'Homme.

Chez les Perroquets, chez les Perruches, elle présente un aspect assez particulier : Ce sont généralement des lésions de la peau se présentant sous formes de tumeurs grisâtres, cornées, autour du bec, sur la langue, le palais, les paupières.

Fréquemment ces oiseaux sont atteints de tuberculose pulmonaire. Dès lors, on comprend combien la contagion se fait facilement par contact de bouche à bec : beaucoup de femmes aimant, passionnément, faire goûter la douceur de leurs lèvres aux oiseaux d'appartement.

Puisque nous parlons des Perroquets et des Perruches, je vais dire un mot d'une maladie qu'on a baptisée de leur nom de famille :

# La Psittacose,

maladie dont ces oiseaux peuvent être atteints et qu'ils peuvent transmettre à l'Homme, le plus souvent par ces contacts directs, de bouche à bec, dont je parlais tout à l'heure.

Cette maladie, connue depuis vingt ans seulement, donne chez l'Homme une mortalité de 35 0/0 des malades. C'est une sorte de pneumonie infectieuse atipyque donnant souvent lieu à des manifestations typhiques.

Toutes les parties de l'organisme des perruches malades : le duvet, la moelle osseuse elle-même, sont virulentes ainsi que tous les objets souillés de leurs déjections.

La bactérie de la Psittacose est assez résistante puisque le dépôt dans la cage de perruches saines, d'ailes desséchées, provenant d'oiseaux morts de cette maladie, les tuent en moins de 20 jours.

Si les Perroquets, les Perruches, peuvent donner la Psittacose à l'Homme, il est infiniment probable que tous les oiseaux peuvent lui transmettre quelque forme de

# Diphtérie Aviaire.

Jusqu'à présent, les faits d'observation semblent prouver l'unité de la maladie chez l'Homme et chez les Oiseaux.

Nombreuses sont en effet les relations d'épidémies de Diphtérie humaine toujours précédées de Diphtérie aviaire — et, de relations d'Épidémies diphtéritiques d'oiseaux suivant des Épidémies de diphtérie humaine.

Cependant, jamais encore, expérimentalement, on n'a pu communiquer la *diphtérie vraie* des Oiseaux à l'Homme, et de l'Homme à l'Oiseau.

Quoi qu'il en soit, les 2/3 de la population de Baden-Baden fut atteinte de Diphtérie, il y a quelques années, à la suite d'une épidémie de Diphtérie aviaire.

De même à Creil, où 83 personnes succombèrent à la Diphtérie, à un moment où tous les pigeons d'un éleveur mouraient « *de peaux blanches dans le gosier* ».

Malgré la concordance des faits d'observation, la Science ne peut, *faute de preuves expérimentales*, ranger les Diphtéries aviaires parmi les maladies des Oiseaux transmissibles à l'Homme.

Je vais dire quelques mots maintenant d'une maladie qui a quelques
analogies avec la tuberculose, quant à son mode de pénétration dans les
organismes tout au moins. — C'est

# La Morve,

maladie à peu près exclusivement observée sur l'âne, le mulet, le baudet
et le cheval. L'Homme est exposé à la contracter et, presque toujours,
il succombe à ses atteintes.

Les hommes que leur profession met en contact avec ces bêtes,
risquent d'être contaminés, puisqu'ils peuvent se trouver dans la nécessité
de donner leurs soins à des animaux morveux ou de séjourner dans des
écuries infectées.

La maladie évolue, presque toujours, sur le Cheval, sous sa forme
chronique, forme latente, forme cachée et par cela même des plus
redoutables.

La contamination des organismes peut se faire par inoculation
cutanée, mais elle se produit, plus généralement, par les voies digestives.
De là, les germes passent dans le sang et arrivent dans le cœur droit qui
les lance dans le poumon où ils sont retenus, en partie par les capillaires
de ce viscère. C'est ce qui explique la localisation fréquente au poumon.
Quelques-uns des microbes, entraînés par le torrent circulatoire, arrivent
dans le cœur gauche qui les lance dans toutes les parties du corps. Ils
déterminent alors, dans les organes, où le hasard de la circulation les
a fait parvenir, les formes chroniques de la maladie, formes chroniques
aux types évolutifs les plus divers.

Le diagnostic de la morve, par les seuls signes cliniques, est alors
extrêmement difficile. Ces signes sont parfois si peu apparents que la
maladie passe inaperçue. Cependant la contamination se fait de proche
en proche et, un beau jour, sous l'influence de causes de dénutrition,
d'une moins grande résistance de l'organisme, elle se révèle, sous sa
forme aiguë sur dix sur cent chevaux....

Un des signes de la maladie est le chancre nasal qui se traduit par
l'engorgement des ganglions lymphatiques de l'auge. C'est la présence
de cet engorgement que nous recherchons lorsque vous nous voyez
explorer l'auge des chevaux.

Les signes de la Morve aiguë sont si apparents qu'ils ne peuvent passer inaperçus.

En 1891, un vétérinaire Russe, mort d'ailleurs de la Morve, a trouvé un réactif « la Malléine » qui, par son inoculation, décèle la Morve la plus cachée. Cette inoculation provoque chez les animaux morveux, et chez les morveux seulement, des réactions organiques et thermiques, qui permettent d'affirmer l'existence de la maladie.

En raison des dangers d'inoculation de cette maladie à l'Homme, les règlements militaires prescrivent d'écarter les cavaliers présentant des plaies aux mains..... pour les soins à donner aux chevaux suspects de morve, et enfin leur recommandent les soins de propreté les plus minutieux, tant sur leur personne que sur leurs effets d'habillement.


Brièvement, je vais dire, maintenant, la maladie que donne une bactéridie dont la prolifération dans les organismes, de la plupart des Herbivores et de l'Homme, donne la maladie appelée.

# Charbon, Fièvre charbonneuse, Pustule maligne.

La *Spore* du Charbon est un petit corps ovoïde, dont le protoplasma est limité par une enveloppe nettement visible.

Cette spore vit plus ou moins pauvrement, à la façon tout interne des graines, sur ou dans certaines terres — de préférence calcaires.

On la rencontre dans tous les pays du monde. En France, elle est commune dans la Brie et dans la Beauce.

Si le hasard fait que ces spores, ces graines soient absorbées en quantité suffisante, avec les aliments, par un animal quelconque ou par l'Homme (le Mouton est son terrain de choix) ; si, avec des poussières, elles arrivent dans le poumon, ou encore, se trouvent déposées sur une écorchure, une plaie récente de la peau, voici ce qui se passe :

Ces spores germent et donnent naissance, chacune, à un bâtonnet.

... C'est la *Bactéridie charbonneuse*. Ce bâtonnet se multiplie sur place par scission, provoque la production d'une exudat qui lui sert de milieu de culture. Bientôt on peut voir deux, trois, quatre bâtonnets et plus, se tenant bout-à-bout, cheminer par les lymphatiques de la région. Par ces vaisseaux ils arrivent dans le sang. Dès lors, leur croissance en nombre devient très rapide. Charriés par tout le corps avec le torrent circulatoire, on les voit envahir peu à peu tous les organes. Bientôt ils pullulent....

De cet envahissement de tout l'organisme, il résulte que toutes les sécrétions d'un animal charbonneux (urine, lait, sueur, salive, etc.) sont virulentes au même titre que le sang et que tous les tissus.

Aussi est-il facile de s'imaginer mille modes de contagion.

Généralement, cette contagion ne se fait pas par les bactéridies, dont la résistance à l'oxydation, par l'air, par la lumière, par la chaleur, est assez faible. Le suc gastrique les détruit en 30' à la température de + 36° C. ; l'alcool en quelques minutes et le vinaigre en 1 1 d'heure. Aussi doit-on considérer comme exceptionnelle la transmission par la piqûre de certaines mouches inoculant la peau. Cependant malgré la faible résistance de la bactéridie, la virulence du charbon se conserve presque indéfiniment. Voici pourquoi. C'est que, lorsque les conditions de température et d'humidité favorables se trouvent réunies, on voit le protoplasma de chaque bacille se concentrer sous forme d'un grain. C'est la *Spore charbonneuse*, Spore dont la résistance aux causes de destruction est presque illimitée puisqu'elle résiste pendant plus de vingt heures à des températures comprises entre — 130° et + 140° C. ; que six mois de macération dans une solution saturée de sel de cuisine ne peuvent la tuer ; — qu'elle vit pendant plus de 20' dans le sublimé à 1 0/0.....

Vous dire tous les modes de contagion de l'Animal à l'Homme, soit par le sang, le lait, les sécrétions des animaux charbonneux ; soit par le transport des peaux fraîches ou tannées (Peaux de Chèvres du Thibet) ; soit par les crins, la laine, les cornes, les os, m'entraînerait trop loin.

Je me bornerai à rapporter une observation devenue classique pour ce qu'elle réunit les principaux modes de contamination :

*En 1852, dans le pays de Beauce, un bœuf meurt du charbon ; deux personnes mangent de sa chair et succombent. Quelques mois plus tard la peau de l'animal est mise à macérer dans une mare,*

Actuellement le charbon des animaux domestiques est en décroissance grâce à une vaccination immunisante.

La fréquence de cette maladie, chez l'Homme a diminué parallèlement à celle des animaux. Cependant il y a encore 10.000 cas annuels de Charbon Humain en Russie ; 2.500 en Italie ; une vingtaine en Allemagne ainsi qu'en France.


Nous venons de voir les agents de la Tuberculose, de la Morve, du Charbon.

Pour

# La Rage,

dont je vais dire quelques mots, je ne puis vous en décrire le germe, car il est d'une telle petitesse, qu'il a échappé, jusqu'ici, à toutes les méthodes de découverte ; mais, son existence est certaine.

La maladie se perpétue par la morsure du Chien, animal rabique par excellence. C'est généralement par elle que l'Homme est contaminé ; aussi je vais dire brièvement, le processus de la maladie chez notre ami le plus fidèle, le plus sûr, le meilleur. Ce processus est d'ailleurs identique chez toutes les espèces animales et chez l'Homme.

La salive d'un animal enragé étant virulente, sa morsure porte, avec elle, le germe de la maladie.

Si ce germe a la chance de tomber sur une ramification nerveuse, et, vous savez combien elles sont nombreuses, il vit, croît sur cette ramification et remonte peu à peu jusqu'à la moëlle épinière et jusqu'au cerveau, qu'il envahit progressivement. Son lieu d'élection est le bulbe et la protubérance annulaire.

L'envahissement du système nerveux est plus ou moins rapide, d'où les différences constatées dans la durée de la *période d'incubation*. Cette période est généralement d'un ou de deux mois, mais elle peut être réduite à quelques jours ou se prolonger pendant une ou plusieurs années.

Du cerveau, le germe diffuse le long des nerfs, du centre vers la périphérie, et par là il envahit progressivement tous les organes.

Tout le monde sait que le cerveau, la moelle sont une agglomération de centres dont chacun tient sous sa dépendance le fonctionnement d'un ou de plusieurs organes.

Comme le virus rabique peut avoir envahi, tout d'abord, tels ou tels de ces centres, on conçoit, sans peine, que la rage puisse présenter les types les plus divers. Cependant, presque toujours, on peut classer les signes de la maladie en trois périodes suivant son état plus ou moins avancé :

1e Période mélancolique ;

2e Période d'irritation ou d'hallucination ;

3e Période paralytique.

— Pendant la première période (dont la durée est indéterminée), la maladie ne se manifeste que par de simples modifications dans les habitudes de l'animal. Il est triste, sombre, inquiet, agité, taciturne, distrait... Parfois ses démonstrations d'affection sont plus vives que d'habitude ; ses léchements sont déjà dangereux.

— Tout le monde connaît les signes violents de la *période d'irritation* que le populaire appelle rage furieuse ; période dont la durée est de deux jours en moyenne, et pendant laquelle la vue de l'eau, des objets brillants, provoque des spasmes de la glotte, d'où les difficultés de déglutition qu'on constate.

— Stade auquel succède la *période paralytique*. La paralysie débute, en général, par le train postérieur ou par les mâchoires.

Dans certains cas, elle survient d'emblée ou après la période mélancolique. Elle peut débuter par les groupes musculaires les plus divers, pour s'étendre ensuite à tous les autres groupes musculaires.

C'est à la localisation de la paralysie aux muscles des mâchoires que l'on a appliqué la qualification de *Rage mue*. Dans cette forme de rage paralytique, le chien n'a aucune tendance à mordre.

Enfin la mort survient dans une prostration complète.

La rage existe depuis un temps immémorial dans tous les pays. Cependant l'Australie a pu se préserver en exigeant une quarantaine de six mois pour tous les chiens importés.

Elle a presque disparu en Angleterre à la suite de l'hécatombe de 338.000 chiens errants faite en huit mois, il y a quelques années et de la sévérité des lois sur l'importation des chiens en ce pays.

A Paris, où la moyenne annuelle des chiens enragés est de 846, on abat bien, de temps à autre, lorsqu'un cas de rage retentissant est connu, quelque 4.000 chiens errants en deux mois, mais bientôt on laisse aller les choses comme devant..... et les cas de rage se multiplient de nouveau, jusqu'à l'hécatombe prochaine.....

Pasteur a trouvé une méthode de vaccination contre la rage. L'expérience acquise par 25 ans de pratique rend cette vaccination très efficace et peu dangereuse.

Un microbe qui, comme celui de la Rage, a échappé à tous nos moyens d'investigation, mais dont l'existence est prouvée, provoque une éruption pustuleuse sur les téguments du cheval : (Horse-pox) : de la Vache : (Cow-pox) ; de l'Homme : (Man-pox).

C'est

# La Vaccine.

L'histoire de cette maladie est extrêmement intéressante et passionnante puisque l'identité de la vaccine et de la variole, si elle était démontrée, — et, elle est bien prête de l'être, — résoudrait un des plus graves problèmes de la pathologie générale.

Mais je n'en dirai rien d'autre : la vaccine étant pour l'Homme une maladie, souvent bénigne, qui le protège contre les atteintes d'une maladie plus grave : la Variole.

Une affection, qui comme la vaccine, se traduit par une éruption vésiculeuse, peut nous être transmise par l'usage de lait portant le germe de

## La Fièvre Aphteuse,

Maladie pour laquelle le Renne montre la plus grande réceptivité; mais qui atteint aussi très gravement les bovins et beaucoup d'autres espèces animales,

Le virus aphteux est très actif puisqu'il suffit de un 5000e de c<sup>mc</sup> pour assurer l'infection. Aussi la maladie se propage-t-elle très rapidement.

L'organisme humain constitue un terrain peu favorable à l'évolution de ce virus.

---

## Le Tétanos,

est une maladie commune à un très grand nombre d'espèces animales et à l'homme; mais les animaux ne peuvent pas nous contaminer directement.

Si je vous signale cette affection, c'est que de grandes batailles scientifiques se sont livrées à son sujet. Certains observateurs prétendaient à son origine exclusivement équine. La découverte du bacille qui la provoque, dans la terre, son habitat habituel, renversa toutes leurs théories.

On sait aujourd'hui, que si dans l'Armée les cas de Tétanos sont plus fréquents dans les armes montées que dans l'infanterie, c'est que le cheval sert souvent d'agent de contagion entre la terre et le cavalier blessé.


Beaucoup d'autres maladies d'origine microbienne sont communes à l'homme et aux animaux.

Telles sont la

## Peste,

Maladie du Rat qui nous est inoculée par la piqûre de puces, parasites de cet animal;

# Les Septicémies,
## Les Maladies à pneumocoques,
### Les Fièvres paludéennes,

(Fièvre des Montagnes Rocheuses. Fièvre du Texas. Fièvre jaune), etc.

Mais les animaux, leur chair, ou les produits que nous en tirons, ne jouant dans la transmission de ces maladies à l'Homme qu'un rôle secondaire, ou bien, ces affections étant encore peu répandues en France, je me borne à vous les signaler.

---

Il n'y a pas que les microbes proprement dits, champignons inférieurs, qui peuvent, par leur vie dans notre organisme, nous donner des maladies.

Des champignons d'une classe supérieure peuvent vivre également dans ou sur notre organisme.

On a rangé ces affections sous le vocable général de

## Mycoses.

Autrefois ces maladies semblaient peu nombreuses et peu intéressantes ; mais aujourd'hui, que des chercheurs en ont entrepris l'étude systématique, elles s'imposent à l'attention des médecins de l'Homme et des médecins des Bêtes par leur fréquence insoupçonnée jusqu'alors.

Pour beaucoup d'entre elles, les animaux semblent ne jouer, dans leur transmission à l'Homme, qu'un rôle tout-à-fait médiat.

Je ne vous signalerai que :

## l'Actinomycose,

commune à l'Homme et aux grandes herbivores, maladie qui se traduit par des tumeurs fistuleuses, suppurantes ; par des abcès... ;

# la Botryomycose,

caractérisée par un « *Champignon* » que l'on voit pousser quelquefois à l'extrémité du cordon testiculaire des animaux châtrés.

Ce « champignon » peut proliférer aussi sur l'organisme humain. Nous en avons vu un, du volume d'une noisette, sur l'indicateur d'un châtreur de profession.

Au groupe des mycoses appartiennent aussi les diverses espèces de

## Teignes (Favus, Trichophytie),

que le cheval, le bœuf, le mouton, la chèvre, le porc, le lapin, la souris, le chat, le chien, la poule peuvent nous donner. Ces maladies n'entraînent pas, il est vrai, de grands troubles dans la santé, mais elles sont quelquefois très rebelles à tous les traitements.

———————

En dehors des parasites microbiens ou des parasites végétaux, notre organisme peut avoir à redouter les maladies provoquées par des parasites animaux, vivant *sur* ou *dans* son organisme, et que les Bêtes peuvent nous transmettre.

Tels sont les

## Tenias,

vers rubanaires qui vivent dans l'appareil digestif des vertébrés, et dont deux espèces se voient chez l'Homme.

Ces vers, dont la longueur est parfois de plusieurs mètres, sont faits d'anneaux plats juxtaposés bout à bout. Chaque anneau est un individu sexué, vrai magasin d'œufs, qui, se détachant, par un, par deux, ou en plus grand nombre de l'ensemble, sont expulsés du tube digestif. Ces anneaux se désagrègent dans la terre ou dans l'eau, et mettent ainsi les œufs en liberté.

Ces œufs peuvent être absorbés avec l'eau des boissons, les salades, les légumes verts... les fourrages, etc..., par quelque Animal herbivore ou rongeur ou par l'Homme.

Ils éclosent dans l'appareil digestif et donnent naissance à des embryons qui circulent à travers les tissus de leur hôte où ils s'enkystent bientôt dans une vésicule, et, par voie de bourgeonnement acquièrent un état de développement plus avancé. Sous cette forme (cysticerques, échinocoques), le Ténia séjourne dans son hôte, n'ayant d'autre chance de continuer sa métamorphose que si cet hôte est mangé par un Animal carnassier ou par l'Homme. Si ce fait se produit, il acquiert dans leur appareil digestif sa forme définitive et le cycle de sa vie peut recommencer.

Par conséquent, tout Ténia, pour arriver à sa forme parfaite doit passer par le corps de deux hôtes, dans les cas les plus simples ; mais il en est qui ont des métamorphoses et des migrations plus compliquées.

La présence d'un grand nombre de cysticerques, d'échinocoques de Ténias dans l'organisme des Animaux (Porc, Rat, Chien, Chevreuil.....) et de l'Homme leur donne la maladie appelée

# Ladrerie.

Chez le Porc, les petites vésicules dues aux cysticerques se voient surtout sous la langue, dans les muscles de l'épaule.... ; chez l'Homme on les rencontre principalement sous la peau, dans tous les muscles et même dans l'œil.

Ces Cysticerques, ces Échinocoques, peuvent, par leur grand nombre ou par leur situation, occasionner les troubles fonctionnels les plus graves. Il est facile de comprendre, en effet, que si un ou plusieurs de ces kystes se fixent dans les méninges et dans le cerveau, ils comprimeront tel ou tel centre : d'où paralysies ; cécité, convulsions, etc., etc.

Le nombre de ces kystes est parfois considérable : On en a trouvé 133 dans un morceau de viande pesant 17 gr., ce qui ferait 80.000 pour 10 kilogrammes

L'Homme peut prendre la ladrerie de son propre ver solitaire ; il la prend aussi de ténias du Porc et souvent de ténias du Chien.

C'est généralement par l'Homme que le Porc est infesté. Cette infection n'est pas surprenante lorsqu'on connaît la gloutonnerie et les goûts coprophages de cet animal et qu'on sait, qu'un homme atteint d'un seul ver solitaire, rejette 400 millions d'œufs environ dans le cours d'une année.

# La Trichinose,

est la maladie causée par la présence, en grand nombre, dans l'organisme de beaucoup de Mammifères, surtout carnassiers, et dans celui de l'Homme, d'une des espèces de vers appelés *Trichines*.

L'Homme s'infecte généralement par l'absorption de viande de Porc trichinée. Les Porcs et les Rats, qui se nourrissent, à l'occasion, de cadavres, sont les agents les plus actifs de la dispersion du parasite.

La Trichine est filiforme, mince comme un cheveu et n'atteint guère plus de 6 $^{m/m}$ de longueur.

48 heures après avoir pénétré dans l'appareil digestif de son hôte, la Trichine est adulte. Elle s'accouple, et pond ses œufs huit jours après. La ponte d'une femelle dure, de un mois à six semaines et donne naissance à 15,000 embryons en moyenne.

Les embryons provenant des œufs perforent les parois intestinales, passent à travers les tissus et pénètrent dans les muscles striés, où ils se transforment bientôt en petits vers spiralés, enkystés dans une poche ovoïde de 1/3 de $^{m/m}$ environ de longueur. Ils y demeurent jusqu'à ce que les muscles ainsi habités soient mangés par un autre Animal ou par l'Homme.

Les parois kystiques sont alors dissoutes par les sucs digestifs ; les Trichines sont mises en liberté et, le cycle de leur vie recommence.

94 millions de trichines ont été comptées dans le corps d'une jeune fille morte de cette maladie.

Il est encore un très grand nombre de parasites qui peuvent infecter nos organes : Pour ne pas abuser de votre attention je signalerai seulement ceux qui nous donnent

# La Gale.

Parmi les nombreux genres d'*acares* qui provoquent cette maladie, il en est un, celui des Sarcoptes, qui peut vivre sur la peau de l'Homme et sur celle de beaucoup d'Animaux.

Ce parasite peut nous être transmis par le cheval, le bœuf, le dromadaire, le mouton, la chèvre, le lapin, le porc, le chien, le chat... mais on sait aujourd'hui (et, il n'en a pas été toujours de même), guérir la Gale par un traitement bénin.

---

Mon Colonel, Messieurs, je vous ai conté, *très sommairement*, combien sont nombreuses les maladies que les animaux peuvent nous transmettre.

Je vous ai montré, combien sont variées les circonstances, qui favorisent l'entrée des parasites dans notre organisme. Cependant le concours de toutes celles qui doivent se trouver réalisées pour produire l'infection est très rare.

Ces conditions de l'infection sont en effet :

*Relatives*, c'est-à-dire qu'elles dépendent de l'espèce inoculante à l'espèce inoculée ;

*Absolues*, c'est-à-dire qu'elles dépendent de la vitalité plus ou moins grande des parasites ;

*Adjuvantes*, c'est-à-dire qu'elles sont fonction de la dose inoculée, de l'âge, de la résistance propre de l'inoculé.....

Les parasites ont pour eux leur *puissance infinie de pullulation* et la *résistance vitale* dont un grand nombre d'entre eux sont doués : pullulation, résistance dont je vous ai donné des exemples.

Ces exemples effraieraient à bon droit si l'on ne savait combien les causes de destruction des germes sont nombreuses, et combien ils sont sensibles à des différences qui paraissent insignifiantes dans la composition des milieux où on les ensemence ; de la cellule vivante où le hasard les a placés.

De plus, l'organisme de l'Homme et celui des animaux est admirablement outillé pour leur défense. Le sérum sanguin ; nos diverses sécrétions ; les leucocytes du sang, possèdent, en effet, des propriétés bactéricides qui nous permettent de lutter pour la vie, parfois avec avantage !...

Cependant, tel champignon, tel microbe, incapable de vivre aujourd'hui dans tel organisme, peut, par des artifices de la merveilleuse Nature, *s'acclimater*, *s'adapter* peu à peu, à une vie nouvelle dans des organismes plus complexes. De sorte que ces rudiments de végétaux, sortis *peut-être* d'hier de la matière minérale, se compliquent, *peut-être*, dans une vie nouvelle : ils sont un des éléments de la chaîne non interrompue qui réunit la matière inorganique à la matière organisée.

L'observation patiente des phénomènes de la Nature a démontré en effet, que les barrières, anciennement établies, entre les minéraux et les végétaux, les végétaux et les animaux n'étaient pas infranchissables.

Les minéraux, que nous croyons, hier encore, de la matière inerte, paraissent être doués aujourd'hui d'une énergie propre qui les fait entrer dans le cycle de la Vie Universelle.

Au célèbre aphorisme ancien :

« *Rien ne se crée, rien ne se perd !* »,
la Science moderne paraît devoir substituer le

« *Tout se crée, tout se perd !* »

---

Mon Colonel,

Messieurs,

Pardonnez-moi d'avoir dépassé — de peu cependant — l'heure que je m'étais imposée. Cette limitation de temps m'a fait employer le langage télégraphique. Je pense que vous ne m'en voudrez pas

Je m'étais proposé, non pas de vous décrire les maladies, dont je vous ai parlé si brièvement, au point de vous permettre de les reconnaître à l'occasion ; c'eût été présomption de ma part et œuvre inutile. J'ai voulu simplement vous montrer le danger que peuvent nous faire courir les Bêtes avec lesquelles nous sommes plus ou moins en contact ; celles à qui nous ouvrons la porte de nos demeures ; celles dont nous nous faisons quelquefois les amis....., et aussi les produits, les dépouilles mêmes de ces Bêtes : .... simple peau de Chèvre, tannée depuis longtemps, nous donnant la Pustule maligne ;..... aile d'oiseau desséchée recélant des germes de pneumonie infectieuse ;..... piqûre de chétif moustique porteur de bacilles de fièvres mortelles ;.... petites puces chargées d'agents de la peste ;..... léchements affectueux ou agression brutale du Chien enragé ;.... caresses de Chats teigneux ou galeux ;... Ténias, trichine du Porc, du Chien, du Bœuf ;... Tuberculose de tous.....

J'ai dit le danger, laissant au Médecin le soin de nous apprendre à nous préserver de ces maux ; aussi bien, d'ailleurs, signaler la contagion possible est une mise en garde contre elle !.....

De tout cœur, je souhaite que cette causerie puisse vous éviter une peine, une souffrance ou une larme ; éviter une peine, une souffrance, une larme, à ceux qui vous sont chers !

* IMPRIMERIE *
H. CHARTIER
* VENDOME *